Philister

DE L'HUMORISME

AU DIX-NEUVIÈME SIÈCLE;

PAR GEORGE PHILISTER.

Les morts, dit-on, ne reviennent pas; cela est vrai pour les êtres physiologiques ou organisés qui ont peuplé l'univers; mais il n'en est pas de même des idées, des opinions, des hypothèses, des systèmes, des théories, des doctrines qui ont eu de la vogue dans les sciences, surtout en médecine, et qui n'ont eu quelque existence ou quelque vie que dans l'imagination des hommes.

L'humorisme avait été combattu, réfuté, proscrit des écoles; on le croyait anéanti, complètement détruit pour toujours; on n'osait même plus en prononcer le nom sans craindre d'exciter la nausée et le dégoût. Hé bien, voilà que cette hydre aux cent têtes essaie de renaître de nos jours et menace d'envahir encore le vaste domaine de la médecine, où elle n'avait laissé que des brouillards et d'épaisses ténèbres.

L'irritation des solides, que mille faits démontrent, et qui est la base fondamentale de la médecine physiologique, a tellement choqué, révolté quelques esprits depuis une quinzaine d'années, qu'ils se sont réunis pour la renverser. Efforts im-

puissans! Tandis que de froides et obscures brochu-
res s'imprimaient contre la nouvelle doctrine, une
infinité d'autres ouvrages, pleins de chaleur et écla-
tans de lumière, la répandaient en France, dans
toute l'Europe et jusque dans le Nouveau Monde,
où elle excitait l'admiration et l'enthousiasme.

Cependant il est curieux et toujours utile de si-
gnaler et de démasquer la tactique des antiphysio-
logistes, n'importe d'où ils viennent. Quelques uns
d'entre eux, de crainte d'être accusés d'ontologie ou
d'amour pour les chimères, se sont enfin adressés
à l'organisme, où l'on trouve toujours ce qu'il y a
de réel en médecine, quand on l'y cherche bien.
Mais n'ayant rien découvert dans les solides qui ne
fût très défavorable à leur dessein, ils ont pris le
parti d'exploiter encore la masse des humeurs
ou fluides animaux. Cette mine fertile, à jamais
inépuisable, où les anciens humoristes firent d'a-
bondantes mais stériles provisions, a séduit leurs
successeurs en leur offrant de quoi repaître leur
vagabonde imagination, et de quoi bâtir de nou-
veaux systèmes.

Voici donc le raisonnement des humoristes du dix-
neuvième siècle. Ils posent d'abord pour principe
que les maladies consistent dans la lésion des fonctions, et comme les fonctions s'exécutent en même
temps par le moyen des solides et des fluides animaux,
ils en concluent que les maladies doivent consister
dans l'altération des uns et des autres, et commencer
par l'une ou l'autre de ces deux parties indistincte-

ment. De là par conséquent la proscription du solidisme exclusif ou absolu ; proscription qu'on fait
sonner bien haut, et par laquelle on prétend ébran-
ler la théorie de l'irritation, qui ne peut avoir d'appui
que dans les solides. De là aussi l'adoption, non de
l'humorisme pur et absolu, qui serait trop absurde,
mais du semi-humorisme, par lequel on veut tempé-
rer le solidisme et l'empêcher de régner despotique-
ment en médecine. De là enfin le pacifique et dé-
bonnaire éclectisme, où l'on se propose de choisir
ce qu'il y a de bon dans chaque doctrine, et de les
concilier toutes, en les adoptant en partie sans en
adopter aucune entièrement. Ce système, si toute-
fois il méritait ce nom, ne tendrait qu'à faire de la
médecine, non une science exacte et positive, mais
un monstrueux et épouvantable chaos que le plus
grand génie ne saurait débrouiller.

Pour réfuter cette ridicule doctrine, il suffit d'en
faire crouler le frêle échafaudage, ou de renverser
les deux pivots sur lesquels elle roule ; il suffit de
démontrer que les maladies ne consistent ni dans la
lésion des fonctions ni dans l'altération des humeurs. Or rien de plus facile ; et pour cela il n'est
pas nécessaire d'aller exhumer les vieux bouquins
enfouis dans la poussière des bibliothèques, d'en-
tasser citation sur citation, commentaire sur commentaire ; tout cela n'aboutirait qu'à faire parade
d'une vaine érudition là où il ne faut qu'un peu de
logique, de raison et de sens commun. Entrons donc
en matière et raisonnons.

(4)

§ 1.

Les maladies ne consistent pas essentiellement dans la lésion des fonctions.

Qu'est-ce qu'une fonction ? C'est le concours d'un plus ou moins grand nombre d'actions qui tendent au même but dans l'organisme. Parmi ces actions, on en distingue de préparatoires, d'essentielles ou principales, de concomitantes et de consécutives. C'est ainsi que dans la vision, par exemple, on distingue l'action des paupières, celle des muscles de l'œil, celle de la glande lacrymale, celle de la conjonctive, celle de l'iris, enfin l'impression des objets extérieurs sur la rétine, et le transport de cette impression jusqu'au centre des perceptions. C'est ainsi que dans la digestion on distingue l'action de la bouche ou des lèvres, des dents et de la langue, celle du pharynx, de l'œsophage, de l'estomac, de l'intestin, du foie, de la rate et du pancréas, enfin celle des vaisseaux et des ganglions lymphatiques.

Cela posé, voici comment nous raisonnons à notre tour. Point d'action sans agent, sans instrument. Or les agens ou instrumens des actions qui concourent aux fonctions d'une manière préparatoire, simultanée et consécutive, ne sont autre chose que les organes dont l'individu vivant est composé. Par conséquent toute fonction doit être considérée comme le résultat d'un ou plusieurs appareils d'organes qui agissent dans le même but et

pour le même effet : ce qui veut dire que les fonc‑
tions ne sont rien d'elles-mêmes, ni par elles-mê‑
mes, et que les organes en action sont tout dans
l'économie animale. Voilà qui est bien physiologi‑
quement démontré, et à quoi il n'y a rien à répli‑
quer.

Maintenant poursuivons et procédons par voie
d'analyse. La vie se reconnaît à l'exercice des fonc‑
tions, soit intérieures, soit extérieures, et la santé
ou état naturel de l'homme en suppose nécessaire‑
ment l'exercice libre, facile, agréable ou non dou‑
loureux. Cela est également sans contestation. Mais
l'exécution naturelle de chaque fonction suppose
aussi l'état normal de toutes les actions dont elle
est le résultat ; de même, l'état normal de chaque
action suppose l'exercice ou jeu normal de l'organe,
de l'instrument qui la produit ; enfin le jeu naturel
de chaque organe en suppose l'intégrité parfaite,
ou l'absence de toute lésion. Donc *à primo ad ulti‑
mum* la santé de l'individu suppose l'intégrité com‑
plète, ou l'absence de toute lésion dans les organes
dont il est composé. Cette conséquence est encore
mathématique, rigoureuse, démonstrative.

Pour la confirmer ou en augmenter la force, si
cela était possible, prenons la chose au rebours, et
procédons par synthèse. Admettons qu'un organe
quelconque soit lésé, altéré dans l'économie, qu'il
soit piqué, divisé, contus, en un mot irrité ou
paralysé. Que va-t-il arriver ? La lésion ou l'irri‑
tation de cet organe en gênera, empêchera ou

suspendra le jeu , l'exercice naturel. Donc il y aura aussi gêne , empêchement ou suspension de l'action qu'il produisait , et par conséquent de la fonction à laquelle cette action concourait. Donc toutes les fonctions ne seront pas dans l'état normal ou naturel ; donc il n'y aura plus de parfaite santé; donc il y aura quelque maladie , et cette maladie consistera dans la lésion ou altération de l'organe , et non dans la lésion ou altération de la fonction ; car un changement , une modification , quelle qu'elle soit, dans les fonctions, ne peut jamais être que le signe ou la conséquence d'un changement ou d'une modification dans les organes qui en sont les instrumens.

Ainsi la santé et la maladie, quoique opposées , ont néanmoins cela de commun, qu'on ne peut les juger , les estimer ou les apprécier exactement que d'après l'état des organes. S'en rapporter uniquement à l'état des fonctions pour cela , ce serait s'exposer bien souvent à prendre l'apparence pour la réalité ou une chose pour une autre, et à établir un diagnostic , sinon faux , du moins très vague et très incomplet, quelquefois même dangereux. A la vérité , l'intégrité de toutes les fonctions suppose bien celle de tous les organes ; mais en est-il de même pour la lésion ou altération des fonctions ? Point du tout, et voici la raison de cette différence. L'intégrité de tous les organes est nécessaire pour celle de toutes les fonctions ou pour la parfaite santé, au lieu que la lésion ou altération d'un seul organe suffit pour une maladie ; or , dans le cours de celle-ci , la lésion ou altération primitive d'un seul organe peut entraîner sympathiquement la souffrance de tous les autres , la gêne de toutes les actions, le trouble de toutes les fonctions ; donc , si l'on s'en rapportait seulement à l'état des fonctions pour le diagnostic des maladies, on serait porté à croire qu'elles sont générales ou qu'elles existent dans tout l'organisme , tandis qu'elles sont toutes locales, ou qu'elles partent d'un foyer déterminé. Voilà donc le grand inconvénient de faire consister les maladies dans la lésion des fonctions.

Mais passons à des exemples de détail, à des applications particulières, pour porter cette démonstration au plus haut degré de clarté possible. Qu'on prenne un organe quelconque dans l'économie : qu'on pique ou qu'on incise, qu'on irrite ou qu'on paralyse les paupières; dès lors ces espèces de voiles ne sont plus mobiles comme à l'ordinaire ; ils ne s'ouvrent et ne se ferment plus alternativement; ils ne permettent et ne modifient plus l'entrée de la lumière dans l'intérieur de l'œil. Par conséquent plus d'image des objets extérieurs sur la rétine, plus de sensation ou perception des couleurs; en un mot, plus de vision; au contraire, cécité plus ou moins complète; l'individu n'a plus de santé parfaite; il est malade.

Qu'on fasse la même supposition pour l'œsophage, pour l'estomac ou pour l'intestin : qu'il y ait une lésion dans ces organes; qu'ils soient irrités, paralysés ; alors plus de digestion , plus de chyle , plus de sang , plus de santé ; mais maladie plus ou moins grave , danger plus ou moins imminent de la mort.

Il suit de là que la vie, la santé, la maladie et la mort ne sont que de pures abstractions , des êtres imaginaires, dont on ne peut avoir physiologiquement aucune idée positive sans les rapporter aux organes. Ce sont des expressions, des résultats généraux de certains états des organes, résultats qu'elles traduisent et rendent manifestes, ou dont elles sont la conséquence et l'effet. Ainsi la vie n'est que le résultat , la conséquence , l'effet de toutes les fonctions et de toutes les actions des organes qui composent l'individu; la santé est le résultat de toutes ces fonctions, de toutes ces actions exécutées ou produites par les organes pourvus de toutes leurs qualités et exempts de lésion; la maladie, au contraire, se traduit, s'exprime, se manifeste par le trouble ou dérangement des fonctions et actions que les organes exécutaient avec une harmonie parfaite dans leur état normal; enfin la mort se traduit, se manifeste et s'exprime par la cessation complète et permanente de toutes ces mêmes fonctions et actions organiques.

D'après ces notions, qui sont les plus simples et les plus claires de la physiologie, il est évident que la vie , la santé , la maladie et la mort ne consistent pas dans tel ou tel état des fonctions , mais dans tel ou tel état des organes. La preuve, c'est que

la vie est conservée, la santé entretenue, la maladie guérie et la mort écartée par la conservation
et l'entretien des organes dans leur état physiologique ou naturel, par l'écartement de tout ce qui
pourrait leur être nuisible, et par la guérison de ce
qu'il y a d'altéré ou de lésé en eux. Ainsi on introduit
de bons alimens dans l'estomac et l'intestin, qui les
digèrent et en extraient le chyle, principal élément
de la nutrition et de la conservation des organes;
de l'air pur s'insinue dans les poumons et dans le
tissu de la peau, qui digèrent aussi ou modifient ce
fluide à leur manière, et le transforment en un autre élément nutritif ou conservateur. D'où il résulte
que la vie et la santé consistent dans le bon état des
organes, et leurs signes dans l'accord ou harmonie
parfaite des fonctions. De même l'influence de certains agens extérieurs sur ces organes y produit des
lésions ou altérations qui les rendent malades ou
les font mourir. D'où il résulte aussi que la maladie
et la mort consistent dans la lésion et l'inaction to-
tale des organes, et leurs symptômes ou phénomènes dans la lésion ou cessation complète des
fonctions. Tout se forme donc, tout commence,
tout se maintient ou se conserve, tout se détériore
ou s'altère, et tout finit ou meurt dans l'économie
animale, par la formation, par le commencement,
par l'entretien, par la détérioration et par la mort
des organes.

Autre preuve encore plus forte que les précé-
dentes et qui est tirée de la thérapeutique : s'agit-

il de guérir une maladie, on ne traite pas la lésion des fonctions, car ce serait faire la médecine du symptôme et courir après des chimères ; mais on traite la lésion des organes, et l'on fait alors la médecine de la maladie, la vraie médecine, la médecine physiologique ou positive. Par exemple, on est appelé pour guérir une fracture du fémur : il y a ici deux lésions, celle d'une fonction, de la locomotion, et celle d'un organe, de l'os fracturé. Mais l'une n'est que la conséquence, l'effet, l'expression, le phénomène ou le signe de l'autre. L'individu ne peut plus marcher, changer de place, parcequ'il a la cuisse cassée, malade, et il serait absurde de dire que la cuisse est malade, parceque l'individu ne peut plus marcher ou se mouvoir ; ce serait évidemment prendre l'effet pour la cause, et le signe ou phénomène pour la chose indiquée ou signifiée. Hé bien, que fait alors le chirurgien physiologiste ? va-t-il commencer par traiter la lésion de la locomotion ? va-t-il se perdre dans des raisonnemens vagues, inutiles, ridicules, sur la difficulté ou l'impossibilité de marcher ? Il s'en gardera bien ; il ne ferait par là que de l'ontologie. Mais, en esprit juste et droit, il traite sur-le-champ le membre malade, l'organe lésé. Il met adroitement bout-à-bout les deux fragmens du fémur, et les assujettit avec des bandages pour en empêcher le déplacement durant la formation du cal. La fracture guérit, le fémur se consolide, et la locomotion ou la marche s'exécute comme à l'ordinaire. La guérison de la

(11)

fonction est donc la suite ou la conséquence de la
guérison de l'organe ; et , encore une fois , il serait
absurde de dire que la guérison de l'organe fût la
suite ou la conséquence de la guérison de la fonction.

Faisons encore l'application de ces mêmes principes à une maladie interne. Qu'un individu ait une
gastro-entérite aiguë : il y a également ici deux lésions, celle de la digestion , et celle du conduit
alimentaire. Mais la première est la conséquence ,
l'effet, l'expression et le signe de l'autre. L'individu ne peut point digérer, parcequ'il a l'estomac
et l'intestin malades , enflammés. Mais l'estomac et
l'intestin ne sont point malades parceque l'individu ne peut pas digérer ; car l'effet ne peut point
exister avant la cause, ni le signe avant la chose signifiée , ni la conséquence avant le principe. Or
vous allez voir ici, dans le traitement de cette maladie, la différence entre la médecine des fonctions
et la médecine des organes, entre le médecin on-
tologiste et le médecin physiologiste. Le premier,
sans s'occuper de l'organe qui souffre et qui crie
au secours, commencera par rassembler, grouper,
classer tous les symptômes qui appartiennent à la
lésion de la digestion, tels que la nausée, l'ano-
rexie, l'amertume de la bouche, la flatulence, la car-
dialgie, le vomissement, la diarrhée, la céphalalgie.
S'il n'observe d'abord rien de plus, il impo-
sera à ce groupe de symptômes la dénomination
humorale *d'embarras gastrique*, ou *intestinal* ,

ou *des premières voies;* et fort de la sentence hippocratique *vomitus vomitu et secessus secessu curatur*, il administrera un émétique, ou un cathartique, ou un éméto-cathartique, pour débarrasser les voies et pour expulser par haut ou par bas ou par les deux à la fois la matière, l'humeur peccante dont il les croit farcies, engorgées.

Mais si, par l'effet de cette médication ou bien par les progrès de la maladie, il se joint aux symptômes ci-dessus la teinte jaune des yeux, des ailes du nez, des commissures des lèvres; la chaleur âcre ou mordicante de la peau, la soif, l'accélération du pouls, des selles safranées; alors, d'après les nosologies des médecins humoristes et polycholes, tels que Sauvages, Stoll, etc., cette maladie recevra le nom encore humoral de *fièvre bilieuse;* et si l'individu est très faible, sans force, dans l'état de prostration; s'il a la langue et les dents encroûtées, noires, fuligineuses, le ventre météorisé, l'haleine fétide; s'il a des sueurs et des selles infectes, s'il glisse ou s'il se laisse aller vers le fond du lit, s'il a des déjections involontaires, si l'abdomen ou la poitrine sont parsemés de pétéchies; ou bien s'il est agité, s'il a l'œil hagard, menaçant, s'il y a du désordre dans ses idées, dans ses mouvemens; s'il est affecté de délire, de carphologie, de mutisme ou de loquacité, la maladie, suivant ces divers groupes de symptômes ou de lésions des fonctions, prendra les noms hyperontologiques de *fièvre adynamique, pu-*

tride, *ataxique*, *maligne*, *typhoïde*. Or Dieu sait quel genre de thérapeutique on adoptera pour chacune de ces chimériques dénominations. Vomitifs, purgatifs, toniques, excitans, antispasmodiques, tartre stibié, manne, séné, sels neutres, vins généreux de Bordeaux, de Bourgogne, écorce du Pérou, camphre, musc, opium, etc., etc., vous ne serez point épargnés! on vous enverra pêle-mêle dans l'estomac et l'intestin du pauvre malade, et il faudra qu'il soit bien constitué ou bien fort pour vous résister, quand vous serez ligués avec l'ontologie humorale.

Il n'en sera certainement pas de même, bien s'en faudra, du médecin physiologiste. Comme il n'admet que des maladies d'organes, et qu'il sait qu'elles se manifestent ou s'expriment par des lésions de fonctions, il ne perdra pas son temps à faire des classifications, à grouper les symptômes qu'il observera. Mais, en bon logicien, il remontera de ces symptômes à leur source, du signe à la chose signifiée, comme de l'effet à la cause, de la conséquence au principe. En un mot, de la lésion ou désordre de la digestion, il conclura que l'estomac et l'intestin, principaux organes de cette fonction, sont malades En bon anatomiste et en bon physiologiste, il se rappellera et méditera les sympathies, les rapports immédiats ou médiats qui lient le canal alimentaire avec les autres parties de l'économie animale, tels que le cœur, les poumons, le cerveau, les muscles, les articulations, etc. ; de cette ma-

nière, et avec ses sages précautions, il ne verra
qu'une gastro-entérite à différens degrés dans les
groupes de symptômes rapportés ci-dessus, et il se
gardera bien de changer la dénomination de cette
maladie suivant les diverses co-irritations qui se
manifesteront dans les organes influencés par l'estomac et l'intestin. Il saura que l'irritation est iden-
tique dans l'organe où elle a pris naissance et dans
ceux où elle s'est propagée. Il saura aussi que cette
propagation n'a lieu le plus souvent et ne devient
dangereuse, alarmante, que par la faute, la négli-
gence, l'impéritie du médecin qui a méconnu le
foyer primitif de l'irritation, ou qui ne l'a pas éteint
aussitôt après l'avoir découvert, ou qui l'a exas-
péré par d'intempestives et mauvaises médications.

Que fera-t-il donc ? qu'elle sera sa conduite médi-
cale ? Guidé par ses connaissances physiologiques,
il ira droit au but, et, au lieu de combattre les symptômes qui indiquent la lésion de la digestion, il
attaquera d'abord l'irritation du conduit alimentaire
qui est la source de tous les désordres primitifs et
consécutifs, idiopathiques et sympathiques. Il pres-
crira une diète plus ou moins sévère à l'individu,
c'est-à-dire qu'il mettra ainsi l'estomac et l'intestin
en repos, parcequ'il sait bien que l'exercice des
organes malades en est le premier et le plus dangereux irritant. Il aura recours en même temps aux
saignées générales et locales, aux boissons aqueuses,
aux bains, en un mot au traitement antiphlogistique
ou anti-irritant, qu'il augmentera, diminuera,

modifiera suivant l'intensité de la maladie , la cons-
titution , l'âge et la profession de l'individu , la
température de la saison , etc. Il fera peut-être
usage de quelques révulsifs à l'extérieur ; mais il se
gardera de rien envoyer dans l'estomac et l'intestin
qui puisse en aggraver l'état inflammatoire. Il guérira
ainsi la gastro-entérite, dont il arrêtera les progrès, ou
bien il faudra que cette maladie soit au-dessus des res-
sources de l'art. La lésion de la digestion disparaîtra
ensuite , et la guérison de cette fonction sera la suite
de la guérison de l'organe ; mais , pour la troisième
fois , il serait absurde que la guérison du conduit
alimentaire fût la suite de la guérison de la digestion.

Telle est donc l'énorme différence entre la médecine qui traite les lésions des fonctions et la médecine qui traite les lésions des organes, entre la
médecine des symptômes et la médecine des maladies, enfin entre la médecine idéale ou ontologique
et la médecine réelle ou physiologique : l'une agit
en aveugle et ne combat que des fantômes, des
ombres, parcequ'elle ne sait d'où elle part ni où
elle va ; l'autre, éclairée par l'anatomie et la physiologie, attaque le mal dans son siége, et l'y détruit, parcequ'elle n'est guidée que par des indica-
tions positives et directes. La première est absurde ,
dangereuse, meurtrière ; la seconde, rationnelle, sa-
lutaire, conservatrice.

A tous ces raisonnemens démonstratifs, on pourrait ajouter encore les faits matériels et péremptoi-

res que fournit l'anatomie pathologique. Que trouve-t-on en effet après la mort, qu'observe-t-on dans les cadavres? des lésions ou altérations presque toujours manifestes, rarement inappréciables dans la forme, la couleur, le volume, la consistance et la texture des organes qui étaient le siége primitif ou consécutif des maladies; lésions, altérations qui se traduisaient à l'extérieur par les lésions des fonctions durant la vie, qui augmentaient par les progrès des maladies, et qui finissaient par tuer les organes et ensuite l'individu. La série de tous ces phénomènes n'a rien qui ne puisse se concevoir et s'expliquer physiologiquement par la merveilleuse connexion qui règne entre toutes les parties de l'organisme, et sans laquelle la vie et la santé ne sauraient subsister long-temps dans l'état d'intégrité.

Nous croyons avoir assez démontré par la physiologie, par la pathologie, par la thérapeutique et par la nécrotomie que les maladies ne consistent point dans la lésion des fonctions. Passons donc à la seconde partie de la question, qui est un autre fondement de l'humorisme moderne.

§ II.

Les maladies ne consistent pas essentiellement dans l'altération des humeurs.

Avant de démontrer cette proposition, il est à propos de rappeler de quelle manière les humoristes cherchent à établir la proposition contraire. Voici donc comment ils raisonnent:

Les fonctions, disent-ils, s'exécutent en même temps par le moyen des solides et des fluides réunis, mais les maladies consistent dans la lésion des fonctions ; donc elles doivent consister aussi dans l'altération des solides et des fluides, et commencer indistinctement par l'une ou l'autre de ces deux parties.

Nous ferons d'abord observer que ce raisonnement porte sur deux faux principes : le premier, que les maladies consistent dans la lésion des fonctions ; le second, que les fonctions s'exécutent par le moyen des fluides animaux réunis aux solides. Or, nous avons déjà démontré la fausseté de l'un de ces paradoxes ; il ne s'agit donc ici que de faire la même chose pour l'autre : c'est ce qui ne sera pas bien difficile.

Qu'est-ce que les fluides ou humeurs de l'animal vivant ? Ce sont des produits naturels qui se forment, au moyen des sécrétions, dans des organes disposés pour cela, et qui s'exhalent ensuite ou se déposent à la surface de la peau, des membranes muqueuses et séreuses, en un mot dans tous les vaisseaux, dans toutes les cavités, cellules, aréoles, lacunes, cryptes, follicules de l'organisme ; produits dont les matériaux sont primitivement fournis par les alimens qu'on digère et par l'air qu'on respire ; produits qui par conséquent s'épuisent et se renouvellent sans cesse durant la vie, qui circulent avec le sang dans les gros vaisseaux et dans les réseaux capillaires, qui vont ainsi du centre à

2

la circonférence, reviennent de la circonférence au centre, et par ce mouvement continuel d'oscillation, portent partout la nutrition et la vie, réparent les pertes des organes et les entretiennent dans leur état normal ; enfin produits dont les uns, récrémentitiels, après être sortis du sang, source ou origine de toutes les humeurs, y rentrent pour subir une nouvelle élaboration et pour en sortir encore, et dont les autres, excrémentitiels, entièrement inutiles, superflus, sont éliminés ou rejetés au dehors par les grands dépurateurs, tels que les poumons et la peau, l'extrémité inférieure du conduit alimentaire, les reins et la vessie.

Or, de quelque manière qu'on envisage ces produits, qu'on les considère dans les vaisseaux ou dans les réservoirs qui les contiennent, ils n'exercent aucune action propre. Ils sont, à la vérité, dans un état continuel de mouvement et d'oscillation ; mais ce mouvement leur est communiqué par les organes ; il ne leur appartient donc point, il leur est tout-à-fait étranger. Donc ils sont inactifs par eux-mêmes, et ils ne contribuent qu'à l'entretien des organes auxquels ils sont portés, distribués ; ils sont le résultat de certaines fonctions, des sécrétions, mais ils n'en exercent aucune : s'il en était autrement, on pourrait dire qu'ils se forment ou se produisent eux-mêmes, ce qui serait insoutenable, absurde. La bile et l'urine ne se forment pas seules ou sans agent producteur ; l'une est sécrétée ou produite par le foie, l'autre par les reins.

Par conséquent les fonctions, les actions des organes ne s'exécutent point au moyen des humeurs
ou fluides animaux; car aucune cause n'agit au
moyen de son effet. Donc, en admettant même que
les maladies consistent dans l'altération des fonctions, il ne serait pas vrai de dire qu'elles consistent dans l'altération des humeurs ou fluides animaux, qui sont tout-à-fait inertes ou passifs.

Mais, afin qu'on ne puisse point nous accuser
d'éluder ou d'affaiblir le raisonnement des humoristes, nous allons le reproduire et le rétorquer
contre nous-même avec plus de force, pour y
répondre aussi d'une manière plus vigoureuse.

Nous avouons et soutenons, nous, médecin so-
lidiste ou physiologiste, que les maladies consistent
essentiellement dans la lésion ou altération des
organes : or ceux-ci sont composés de solides et
de fluides; donc les maladies consistent aussi
dans l'altération des uns et des autres, et doivent
commencer par l'une de ces parties indistinctement.

A cela nous répondrons que, quoique les organes
soient composés de solides et de fluides dans l'économie vivante, cependant il est incontestable que
les derniers sont contenus dans les premiers. Donc
ils sont, par cela même, inaccessibles à tout agent
ou modificateur externe, et partant inaltérables
avant les solides qui les abritent et les protègent.
Ainsi la bile, l'urine, par exemple, renfermées
dans leurs conduits ou réservoirs respectifs, ne

peuvent s'altérer, l'une, qu'après le foie et la vési-
cule biliaire ; l'autre, qu'après les reins et la vessie
urinaire.

D'ailleurs, les humeurs ou fluides animaux sont
formés, sécrétés dans les organes et par les organes ; donc ils n'existent que postérieurement ou
consécutivement à l'action, au travail de ces derniers ; donc ils ne peuvent point s'altérer primitivement, mais consécutivement aux solides, aux
organes. Soutenir le contraire, ce serait prétendre
que l'altération de l'effet précède celle de la cause ;
ce qui est encore une absurdité. On ne conçoit
même pas que les humeurs ou fluides de l'animal
puissent s'altérer en même temps que les solides
ou organes qui les produisent ; car l'effet et la
cause ne sont jamais simultanés. On conçoit très
bien, au contraire, qu'un organe altéré doit influer
ensuite sur tout ce qu'il produit, et communiquer
l'altération dont il est atteint à l'humeur ou fluide
qu'il sécrète. Un mauvais estomac ne donne pas de
bon chyle, ni un mauvais foie de bonne bile, ni une
mauvaise parotide de bonne salive. Le proverbe
dit que l'eau se gâte quand la source est impure ;
ce qui est applicable à toutes les humeurs ou fluides
de l'animal vivant, par rapport aux organes sé-
créteurs.

Une autre réponse à faire encore aux humoristes,
est celle qui découle naturellement de l'étiologie
des maladies. D'où viennent, en effet, les causes
qui altèrent l'économie ? Elles viennent toutes du

dehors : ce sont les matériaux de l'hygiène , aug-
mentés , diminués , soustraits , changés , gâtés , cor-
rompus. Voilà des agens plus ou moins apprécia-
bles , qu'on nomme germes ou semences de maladies , qui changent , modifient , altèrent l'état des
organes ou des solides vivans , et par conséquent
celui de leurs fonctions. Mais , comme les fluides
sont sécrétés ou produits par les fonctions des organes , il en résulte nécessairement que l'état des
premiers doit être changé , modifié , altéré par le
changement , la modification , l'altération des seconds. Or, une fois altérés , les fluides d'une partie
quelconque se mêlent aux autres fluides qu'ils altèrent à leur tour ; c'est une nouvelle cause d'altération pour les autres parties où ils vont se distri-
buer. Ainsi la détérioration du foie engendre la
détérioration de la bile , qui produit celle du duo-
dénum , du chyle , du sang , du cœur, etc.; en sorte
qu'au bout de quelque temps l'altération se com-
munique successivement et de proche en proche
à tout l'organisme , et le fait passer à l'état pathologique.
Si à cette cause de propagation consécutive des
maladies, qui est purement humorale , vous ajoutez
les causes qui tiennent aux sympathies de connexion, de contiguité , de texture, et surtout d'innervation, vous aurez plus qu'il ne faut de raisons
pour expliquer comment et pourquoi une maladie,
qui n'est d'abord que locale ou n'affecte qu'un
organe , devient générale, où se transmet à tous.

les organes contigus et éloignés. C'est ainsi que les maladies de la peau se transmettent aux membranes muqueuses, et réciproquement que les gastro-entérites se réfléchissent dans le cœur, les poumons, le cerveau, les muscles, etc.; que les affections de l'utérus influent sur le physique et le moral, sur tous les organes, sur l'instinct, l'intellect, la volonté.

En définitive, rien ne prouve que les maladies commencent par l'altération des humeurs ou fluides animaux; tout prouve, au contraire, qu'elles commencent par l'altération ou lésion des solides. Ce n'est pas que les humeurs ne puissent être altérées, et dans cet état altérer à leur tour les solides ou les organes, en troubler les fonctions et produire des maladies plus ou moins graves. Mais ces altérations humorales, ces maladies ne sont que secondaires, consécutives; elles sont l'effet, la suite des altérations, des maladies qui ont primitivement affecté les solides. D'où il résulte que des causes de maladies peuvent bien résider dans les fluides animaux; mais les maladies proprement dites n'y résident point et consistent encore moins dans leur altération.

Mais, dira-t-on, certaines causes de maladies, telles que des miasmes, des virus, peuvent s'inoculer et pénétrer directement dans les humeurs par voie d'absorption. Futile subterfuge : point d'absorption sans organes ou vaisseaux absorbans. Donc toute matière, toute cause de maladie, quelle

qu'elle soit, liquide ou gazeuse, doit nécessairement toucher, irriter, altérer ces organes, et par
conséquent les solides, avant de parvenir aux humeurs ou fluides qui circulent dans l'animal.

A toutes ces preuves, on pourrait en ajouter
beaucoup d'autres tirées de l'hygiène et de la thérapeutique. Ainsi les alimens ne sont point digérés
par les humeurs ou fluides animaux, qui ne sont
capables d'aucune action, mais bien par les solides,
qui sont sensibles, contractiles, actifs. L'air agit
d'une manière directe, primitive, immédiate sur
les poumons, avant d'agir sur le sang qui y circule.
Et qu'on ne dise pas que du sang noir, veineux,
renfermé dans une vessie, se colore en rouge et se
change en sang rutilant, artériel, quand on plonge
la vessie dans l'oxygène. Le physiologiste sait que la
respiration donne autre chose que la couleur à ce
fluide. De même les médicamens ne modifient, ne
changent, ne guérissent les fluides, qu'après avoir
modifié, changé, guéri les solides. Les anciens
humoristes eux-mêmes, par une singulière contra-
diction dont il leur était impossible de se laver et
de se faire absoudre, n'agissaient jamais que sur
les solides avec leurs sialagogues, cholagogues,
emménagogues, phlegmagogues, hydragogues,
panchymagogues, avec leurs évacuans, émétiques,
purgatifs. Est-ce qu'on donne aujourd'hui les émol-
liens, les adoucissans, les calmans, les hypnotiques
ou somnifères, pour ramollir, adoucir, calmer, en-
dormir les humeurs? Est-ce que les excitans, les

toniques, les astringens, excitent, fortifient, res-
serrent les fluides? Il est donc clair que les matériaux de l'hygiène agissent sur les solides avant
d'agir sur les liquides, et qu'en thérapeutique on
commence aussi par traiter les premiers pour guérir
les seconds. Mais dans aucun cas on n'agit sur les
liquides pour arriver aux solides. Et l'on voudrait
en pathologie que les humeurs ou liquides s'alté-
rassent avant les solides, ou que les maladies con-
sistassent primitivement dans l'altération des humeurs ! quelle inconséquence ! A la vérité, on
rapporte quelques résultats curieux de l'injection
de substances médicamenteuses dans les veines de
l'homme et des animaux; mais où sont les guéri-
sons obtenues au moyen de cette médication? On
pratiqua, dira-t-on, autrefois la fameuse transfusion
du sang; et de nos jours les travaux des physiologistes ont constaté qu'en injectant dans les veines
d'un animal presque mort d'hémorrhagie un peu
de sang pareil à celui qu'il avait perdu, on ranimait
cette espèce de cadavre, et on lui rendait presque
aussitôt la santé. Enfin tout récemment quelques
femmes en couche, qui avaient perdu tout leur
sang, ont été arrachées à une mort imminente par
la même opération. C'est très bien; mais ces savans
physiologistes, ces hardis opérateurs, ont-ils constaté par là que les maladies existaient primitivement dans le sang? Ont-ils prouvé par leurs expé-
riences que les fluides animaux s'altéraient avant
les solides? Point du tout. La maladie et l'altéra-

tion ne se transfusent ou ne s'injectent pas ainsi dans les vaisseaux.

Nous ne taririons pas et nous irions à l'infini, si nous voulions faire usage de tous les argumens, de tous les moyens que l'expérience, la raison et le bon sens fournissent pour attaquer, réfuter, même ridiculiser l'humorisme, sous quelque forme qu'il se présente. Mais c'en est assez ; nous craindrions d'encourir le reproche de prolixité, et d'abuser de la patience de nos lecteurs, si nous insistions davantage sur une question dont la fausseté et l'absurdité sautent aux yeux. Cependant nous demandons encore la permission de faire le recensement des armes avec lesquelles les humoristes du dix-neuvième siècle prétendent repousser les solidistes et les physiologistes qui les attaquent de toutes parts. Voici leurs principales objections.

On peut porter, disent-ils, dans le sang, par les voies pulmonaires, l'oxygène, l'azote, l'hydrogène simple ou sulfuré, l'acide carbonique et une foule d'autres gaz ou vapeurs. — On peut faire pénétrer dans ce liquide, par les organes digestifs ou par la peau, la morphine, le camphre, le phosphore, le mercure, l'alcool. — On peut injecter dans les veines et faire passer dans toutes les humeurs le mercure, l'iode, l'hydrocyanate de potasse, l'upas tieuté. — On a retrouvé la matière jaune de la bile, ou une matière colorante verte, dans le sang des ictériques, et l'urée dans celui des animaux à qui l'on avait enlevé les reins. — L'état électrique du sang change dans certaines fièvres, et ce liquide est dissous et modifié dans sa couleur chez les animaux frappés de la foudre; dans ses qualités chimiques par la lumière, le calorique, le froid; il est encore dissous dans la variole et la fièvre putride, écumeux dans la fièvre miliaire, très putrescible dans la rage, couenneux dans les phlegmasies, noir et grumeleux dans le scorbut, peu animalisé dans le diabétès; il transsude à travers les vaisseaux dans le pourpre, les fièvres pourprées et le typhus amaril; il est privé de sa consistance naturelle par l'usage de l'eau de laurier cerise, coagulé par la digitale ou l'huile animale de Dippel, recouvert d'une couenne épaisse chez les chevaux qui ont mangé du tannin... Oh! les belles objections!

Le sperme, objectent encore les humoristes, l'ovule et les premiers linéamens de l'embryon sont liquides. — Les dernières lamelles du tissu cellulaire interstitiel et les fibres élémentaires nerveuses approchent plus de la liquidité de la lymphe ou du sang, que de la solidité des os et des cartilages. — Les cinq sixièmes du poids du corps sont liquides. — Le solide vient du liquide et se résout en liquide. — L'état liquide est permanent ou dominant dans le corps humain, et l'état solide n'y est que transitoire. — Dans le tissu de nos parties les solides passent d'une manière insensible de leur état à l'état fluide, et de celui-ci à l'état solide. — Il y a un fluide nerveux, suivant l'opinion commune, et les solides sont des instrumens à

l'usage des liquides. — L'homme, image de l'univers, ressemble exactement (quelle comparaison!)
aux globes immenses et innombrables qui roulent
dans l'espace et nagent dans des fluides dont ils
reçoivent les forces qu'ils possèdent. — De plus,
les liquides animaux sont disposés aux changemens
qui résultent des affinités chimiques; par conséquent, quand le corps s'altère, il serait absurde
que les liquides fussent exempts d'altération... Quels
raisonnemens! quelle dialectique!

Enfin les humoristes, pour se rendre inatta-
quables, invincibles, réunissent leurs objections
en trois faisceaux. Le sang, disent-ils, est sujet à
s'altérer spontanément, par soustraction et par addition. Comme cette division est méthodique,
serrée, pressante!

1° Spontanément. Exemples : la rougeole, la
scarlatine, la variole, la gourme des chiens, la
rage spontanée et autres maladies produites par
des virus qui s'introduisent dans le sang. Exemples:
les caillots polypiformes, purulens, tuberculeux,
cancéreux, qu'on trouve dans le cœur et les gros
vaisseaux; la gangrène sénile et celle qui résulte de
l'ergotisme; la couenne inflammatoire. Exemples: le
prompt changement de la couleur du sang artériel
et veineux chez les animaux dont on élève la température; et la diminution de fibrine dans le sang
des chevaux qu'on fait courir à dessein quelque
temps; et la virulence charbonneuse de ce liquide
dans les animaux surmenés; et les hémorrhagies,

les ecchymoses, les taches pourprées, le ramollisse-
ment des membranes muqueuses, la fétidité des ex-
crétions, qui résultent du mouvement pyrétique
ou fébrile; et l'odeur pénétrante des mâles de quelques espèces d'animaux, odeur qu'on leur fait perdre
par la castration; et la saveur repoussante que
contracte la chair de certaines pièces de gibier,
quand on n'a pas soin de leur enlever les testicules
aussitôt après les avoir tués... Comme tous ces
exemples sont frappans! comme ils prouvent la
dégénération ou altération spontanée du sang et
des humeurs qui en sortent !

2° Par soustraction. Preuves de cette altération:
l'asphyxie par absence ou défaut d'air, par suppres-
sion ou vice d'hématose ; les altérations ou maladies produites par la privation de toute nourriture,
ou par l'usage d'alimens insuffisans, malsains, non
azotés... Comme toutes ces preuves militent en fa-
veur de l'humorisme! comme elles sont propres à le
faire triompher !

3° Par addition. Et pour preuve encore de cette
altération : la couleur vert-bronze des sujets à qui
l'on administre du nitrate d'argent à haute dose; les
calculs d'oxalate de chaux qui se forment dans les
voies urinaires par l'usage excessif de l'oseille, et la
fonte des graviers par l'emploi du bicarbonate de
potasse;l'urine claire et limpide que l'administration
du quinquina fait succéder à l'urine rouge, dans les
fièvres intermittentes; enfin les effets des virus,
des poisons, des miasmes, des infections, des conta-

gions qui s'introduisent par les voies respiratoires
et digestives, ou qui agissent sur la peau.

Tels sont les faits et les exemples que les humoristes modernes allèguent pour remettre en vogue
leur doctrine surannée. Ils prétendent que, dans
l'état actuel de la science, et dans un siècle où la
physiologie a fait tant de progrès, il est indispen-
sable de faire jouer un rôle à l'altération du sang
et des autres humeurs dans la génération des maladies. La médecine, dit l'un d'eux, ne saurait s'accom-
moder d'un cercle aussi étroit que l'étude des lésions d'organes. On ne peut méconnaître, ajoute-t-il,
une intoxication humorale dans les résultats de la
peste, du typhus, de la morsure du serpent à son-
nettes, etc. Ils concluent de là que la théorie de
l'irritation, qu'on regarde comme la clef de toute
la pathologie, est, sinon fausse, du moins très in-
complète : à la vérité cette théorie, ils en convien-
nent au moins, a rendu les plus grands services
à la médecine ; elle a répandu beaucoup de jour
sur la partie du problème qui a rapport aux solides,
à la fibre vivante, aux sympathies des organes.
Mais, il n'y a, disent-ils, qu'un moyen d'arriver à
l'entière solution du problème, principalement de
la partie qui a rapport aux humeurs ou fluides animaux : c'est le mariage du solidisme avec l'humorisme, afin que de cette union il naisse un parfait
éclectisme.

Voici maintenant la réponse des solidistes, des
partisans de l'irritation, des médecins physiolo-

gistes. D'abord, ils sont fort sensibles au compliment des humoristes, leurs adversaires, et ils prennent acte de leur gracieux aveu. Ensuite ils n'ont jamais eu la prétention de nier la possibilité de la modification, du changement, de l'altération des humeurs dans le corps de l'animal vivant, parceque c'est une vérité appuyée sur des faits irrécusables. Mais ces mêmes faits, loin de prouver que cette altération soit primitive, spontanée, démontrent au contraire qu'elle est secondaire ou consécutive à l'irritation des solides, à l'altération des organes; car il n'est question dans ces faits que d'agens ou de modificateurs externes qui agissent primitivement, directement, immédiatement sur la peau ou sur la membrane muqueuse gastro-pulmonaire, qui irritent ou altèrent les extrémités nerveuses et vasculaires dont le tissu de ces organes est composé, et déterminent par sympathie de contiguïté, de connexion, de texture, de nerfs, ou par propagation d'humeurs déjà altérées, l'altération des organes voisins, et finalement du centre de la circulation et de l'innervation, du cœur et du cerveau. De là résultent la douleur, la fièvre ou mouvement pyrétique, le trouble des fonctions, des sécrétions, et l'altération des humeurs qui irritent à leur tour les vaisseaux qu'elles parcourent, les réservoirs où elles sont en dépôt, et produisent des maladies générales. C'est ainsi qu'une étincelle suffit pour allumer un grand et vaste incendie dans l'organisme, qu'un atome de ferment peut corrompre toute une masse organisée. Il n'y a d'abord qu'une irritation locale ou circonscrite dans un point, laquelle envahit ensuite avec plus ou moins de rapidité toutes les autres parties jusqu'aux dernières limites de l'animal.

Que si les humoristes veulent adopter cette façon de penser, c'est-à-dire renoncer à l'altération primitive des humeurs, et l'accorder aux solides, les solidistes, de leur côté, s'engagent à signer un traité de paix, à cesser toute hostilité, toute controverse, et à vivre en bonne intelligence avec eux. Dans le cas contraire, ils persisteront avec fermeté dans leur opinion, et la défendront avec les armes de la saine physiologie. Ils laisseront aussi à leurs adversaires la liberté de se défendre comme ils l'entendront, et avec leurs armes accoutumées.

Conclusion.

Nous croyons avoir démontré que les maladies ne consistent point essentiellement dans la lésion des fonctions ni dans l'altération des humeurs ou fluides animaux ; il y a donc lieu d'espérer qu'on ne verra plus figurer dans les cadres nosologiques, comme aux siècles de l'humorisme, les classes des pyrexies ou des fièvres essentielles, des maladies de fonctions, des empoisonnemens, des virulences, des cachexies, des cacochymies, etc. De telles classifications ne pourraient conduire qu'à la cachiatrie ou mauvaise médecine. Que le ciel nous préserve d'un pareil fléau ! *Talem avertite pestem !*

Mais rassurons-nous : tout annonce au contraire qu'on ne verra plus désormais que des maladies essentielles ou primitives d'organes. Les causes des maladies n'atteignent primitivement que les organes ; les symptômes des maladies ne sont que les cris des organes qui souffrent ; les remèdes des maladies n'agissent que sur les organes ; enfin la nécroscopie ou anatomie pathologique, après la mort de l'animal, n'observe dans son cadavre que des lésions d'organes. Les humoristes diront peut-être qu'on y trouve aussi des altérations d'humeurs ; mais il leur reste à prouver que ces altérations sont primitives dans l'animal vivant, et qu'elles produisent consécutivement les lésions organiques.

IMPRIMERIE DE LACHEVARDIERE, RUE DU COLOMBIER, N. 30, A PARIS.

www.ingramcontent.com/pod-product-compliance
Ingram Content Group UK Ltd.
Pitfield, Milton Keynes, MK11 3LW, UK
UKHW021149140726
13695UKWH00005B/2026

9 782013 620543